NOUVELLES EXPÉRIENCES

DE POUILLY-LE-FORT

L'immunité conférée par la vaccination pratiquée
avec les virus charbonneux atténués de **M. Pasteur**,
est-elle transmissible de la mère au fœtus?

RAPPORT

Par M. H. ROSSIGNOL de Melun

Secrétaire général de la Société de Médecine vétérinaire pratique;
Secrétaire de la Société nationale d'Encouragement à l'agriculture;
Membre de la Société d'agriculture de Melun, etc., etc.

ANGERS

IMPRIMERIE LACHÈSE ET DOLBEAU
13, Chaussée Saint-Pierre. 13

1883

NOUVELLES EXPÉRIENCES

DE POUILLY-LE-FORT

L'immunité conférée par la vaccination pratiquée avec les virus charbonneux atténués de M. Pasteur, est-elle transmissible de la mère au fœtus?

M. Rossignol. Messieurs, notre Société s'était proposé, depuis longtemps déjà, la vérification expérimentale de cette question si pleine d'intérèt. La possibilité de la transmission des affections contagieuses, par les mères à leurs fœtus, est un fait admis du reste, par la plupart d'entre vous, pour presque toutes les maladies contagieuses qui frappent nos animaux domestiques. Pendant l'importante épizootie de clavelée qui a sévi dans nos plaines de la Brie, en 1873 et en 1874, j'ai eu personnellement l'occasion de constater un grand nombre de fois, des taches de clavelée, sur des agneaux qui provenaient de brebis guéries récemment de la clavelée, ou encore atteintes de cette maladie; des inoculations pratiquées sur ces agneaux sont toujours restées sans résultat; dans ce cas particulier, la chose n'est donc pas douteuse : une brebis pleine, malade de la clavelée, transmet le plus souvent son affection à son fœtus.

Dans la fièvre aphteuse, maladie que nous voyons tous les ans sévir sur les troupeaux et les vacheries des environs de Paris, les faits de la pratique démontrent qu'une femelle pleine (brebis ou vache), surtout lorsque celle-ci se trouve prête à mettre bas, transmet pour ainsi dire constamment la maladie dont elle est atteinte à son fœtus, mais presque toujours sous sa forme bénigne, circonstance qui permet à ce fœtus une fois né, de résister à la contagion, s'il vient à être transporté dans une étable ou une bergerie où sévit encore la maladie aphteuse. C'est par centaines que je pourrais, s'il en était besoin, citer des exemples de contagion de mère à fœtus; c'est pourquoi je pense que celle-ci est indéniable pour la grande majorité d'entre vous.

Aussi, pour tous ces motifs, était-on en droit de se demander s'il n'en serait pas de même pour le charbon bactéridien très virulent, ainsi que pour les virus charbonneux, atténués par les procédés de M. Pasteur.

Sous ce rapport, les opinions étaient et sont encore quelque peu partagées.

Brauell paraît avoir démontré, par le résultat de ses recherches de 1857, que les fœtus des femelles pleines, qui mouraient du sang de rate, n'étaient pas atteints de la maladie de leurs mères; sur aucun des nombreux fœtus qu'il a observés, il n'a pu, paraît-il, rencontrer les lésions de la fièvre charbonneuse.

Dix ans plus tard, Davaine a fait les mêmes expériences que Brauell; non seulement les lésions du sang de rate ont toujours fait défaut chez les fœtus autopsiés par ce savant médecin, mais encore, l'examen microscopique du sang de ces mêmes fœtus ne lui a pas permis d'y rencontrer les bactéridies dont par contre il constatait la présence en grand nombre dans le sang des mères.

Enfin, tout récemment, c'était vers la fin de l'année dernière, MM. Strauss et Chamberland ont fait connaître le résultat des recherches qu'ils avaient entreprises pour vérifier les expériences de Brauell et de Davaine; ces messieurs sont arrivés aux mêmes conclusions. Selon eux, dans le charbon bactéridien, le placenta ne peut être traversé par la bactéridie qui est trop volumineuse pour le calibre des vaisseaux capillaires des enveloppes fœtales; la bactéridie ne peut arriver à franchir le triple obstacle des réseaux capillaires maternels et fœtaux et des couches superposées de l'épithelium placentaire [1].

Le 26 janvier 1882, lorsque la Société d'agriculture de Melun a entrepris ses premières expériences pour constater la durée de l'immunité chez les animaux vaccinés en mai 1881, à Pouilly-le-Fort, j'avais fait soumettre à l'épreuve de l'inoculation virulente, un agneau né d'une mère, non seulement vaccinée, mais

[1] En affirmant que MM. Strauss et Chamberland sont arrivés aux mêmes conclusions que MM Brauell et Davaine, j'ai commis une inexactitude; il résulte en effet des récentes expériences de ces Messieurs qu'il leur a été souvent donné de constater la virulence du sang fœtal dans des portées provenant de mères inoculées du charbon. Selon ces expérimentateurs, le passage de la bactéridie de la mère au fœtus, s'il n'est pas un fait constant, s'observe cependant très souvent.   H. R.

encore inoculée du charbon ; cet agneau n'a pu résister ; ce fait viendrait donc confirmer les conclusions de MM. Brauell, Davaine, Strauss et Chamberland, mais un cas unique est insuffisant pour conclure ; telle a été l'opinion que j'ai émise à la suite des expériences de 1882.

Cependant, une expérience vraiment pratique, mais que nous ignorions tous, parce qu'elle n'a pas été publiée, que je sache, a eu lieu chez un cultivateur de la Beauce, M. Connay, de la ferme de l'Orme, près Vosves (Eure-et-Loir). C'est grâce à l'extrême obligeance de notre confrère M. Marquis, de Louville, qu'il m'a été donné de connaître cette expérience qui m'a été relatée par M. Connay lui-même, dans une lettre en date du 16 mars 1883.

En juillet 1881, après les expériences si concluantes de Pouilly-le-Fort et de Lambert, M. Connay, qui avait été témoin des merveilleux résultats obtenus à Lambert, offrit son troupeau à MM. Boutet et Roux pour qu'ils le vaccinassent. A ce moment, le troupeau de la ferme de l'Orme était sous le coup d'une véritable épizootie de sang de rate. Depuis le 1er mai jusqu'au 12 août, époque à laquelle MM. Boutet et Roux pratiquèrent la vaccination sur la moitié du troupeau de ce cultivateur, M. Connay avait perdu 50 animaux, sur un troupeau de 330 moutons ; ce dernier se trouvait par conséquent réduit à 280 têtes. Les 140 moutons vaccinés résistèrent désormais à la contagion, tandis que le sang de rate continua à exercer ses ravages parmi les 140 animaux non vaccinés et enleva encore 16 animaux, dans l'espace de trois mois.

Trouvant l'expérience suffisamment concluante, M. Connay fit vacciner cette seconde moitié de son troupeau ; les animaux qui constituaient ce lot étaient en partie des brebis pleines de trois mois. Ces bêtes furent mises à part, car jusqu'à plus ample informé, on était autorisé à les regarder comme susceptibles de transmettre à leurs fœtus l'immunité qui venait de leur être conférée par la vaccination.

Les agneaux de ces brebis furent sevrés à l'âge de quatre à cinq mois ; aussitôt après le sevrage on les mit au pâturage avec d'autres agneaux exempts de toute espèce de vaccination, dans une prairie maudite. L'expérience eut lieu en avril et mai 1882. La mortalité ne tarda pas à faire des victimes, non seulement parmi les agneaux provenant de mères non vaccinées, mais encore chez ceux qu'on se croyait en droit de considérer comme vaccinés congénitalement; la mortalité se mit à sévir avec une telle intensité, qu'il fallut renoncer à poursuivre plus longtemps l'expérience, car tous les agneaux en question auraient infailliblement succombé. Je supprimai aussitôt cette nourriture maudite, me dit M. Connay; je fis vacciner le restant de mes agneaux et huit jours après je les remis à cette même nourriture infectieuse, qu'ils consommèrent depuis impunément.

Je n'ai pu résister au désir de vous relater ce fait pratique, Messieurs, car il est intéressant à plus d'un titre et parce que surtout il semble venir corroborer en quelque sorte, les recherches des savants expérimentateurs dont j'ai eu l'honneur de vous entretenir il n'y a qu'un instant.

Cependant, des faits observés par un certain nombre de nos confrères paraissent démontrer que dans certains cas, l'imprégnation vaccinale des fœtus, par les vaccins Pasteur, inoculés à des femelles pleines, ne saurait être mise en doute; pour ma part, j'ai cru à cette imprégnation, lorsqu'à Brizon, chez Me Leger, nous avons pu, le 25 août 1881, mes confrères Dagoureau, Verrier et moi, vacciner d'emblée et sans danger, avec du second vaccin, des agneaux nés entre la première et la seconde vaccination. J'ai d'autant plus cru à une sorte de vaccination congénitale conférée par cette première vaccination, faite sur des brebis pleines, que M. Pasteur avait démontré, que ce n'était pas impunément qu'on vaccinait d'emblée des animaux, même adultes, avec du second vaccin.

Depuis lors, un certain nombre de nos confrères ont répété cette expérience et toujours avec un plein succès; je n'en veux pour preuve qu'une lettre de M. Bouvard, de Pithiviers, par laquelle ce confrère m'annonçait qu'il tenait à ma disposition des agneaux nés de mères vaccinées seulement avec du premier vaccin et qui, malgré cela, avaient parfaitement triomphé d'une deuxième vaccination, pratiquée d'emblée sur eux. Je pourrais citer d'autres exemples encore; ces derniers faits ne concordent donc pas avec ceux signalés par les expérimentateurs qui se croient autorisés à contester la possibilité d'une vaccination congénitale.

Des expériences étaient absolument nécessaires pour essayer d'arriver à dissiper les incertitudes qui règnent à ce sujet; c'est ce que la Société de Médecine vétérinaire pratique a compris, en décidant qu'elle prendrait l'initiative de ces vérifications.

A cet effet elle a nommé une commission composée :

Pour la Seine : de MM. A. Boulay, de Paris; Cryé, de Paris; Villain, inspecteur principal de la boucherie; Fouchet, de Paris; Cagnat, de Saint-Denis;

Pour Seine-et-Marne : de MM. Dubois, de Meaux; Borgnon père, de Couilly; Beucler, de la Ferté-sous-Jouarre; Savary, de Brie-Comte-Robert; Butel, de Meaux;

Pour Seine-et-Oise : de MM. Caussé père, de Versailles; Faucon, de Saint-Germain-en-Laye; Savary, de Villecresnes; Pion, répétiteur de zootechnie à l'École de Grignon; Recordon, de Corbeil,

Avec mission d'étudier les voies et moyens qui lui permettraient d'entreprendre et de poursuivre les expériences projetées.

Cette commission a pensé que l'allocation que notre Société tient de la bienveillance de M. le Ministre de l'Agriculture ne pouvait pas recevoir un meilleur emploi que celui de la faire servir à ces expériences.

Pour arriver à réaliser notre projet, nous avons dù solliciter une autorisation de M. le Ministre, autorisation qui nous a été promptement accordée, grâce à M. Tisserant, et adresser une circulaire à tous ceux de nos confrères de la région qui avaient eu l'occasion de pratiquer des vaccinations. Un certain nombre d'entre eux se sont empressés de répondre à cette circulaire; ce sont : MM. Boutet père, de Chartres; Verrier, de Provins; Marquis, de Louville; Fournier, d'Angerville; Faré, de Limours; Bidault, de Mer-sur-Loir; Bouvard, de Pithiviers; Couënon, de Coulommiers; Wetteley, de Lagny; Butel, de Meaux; Cornet, de la Chapelle-la-Reine, etc. Que ces confrères me permettent de les remercier bien cordialement, au nom de votre commission, du précieux concours qu'ils ont bien voulu lui prêter.

Grâce à ce concours, votre commission a pu réunir à Pouilly-le-Fort, 15 agneaux nés de mères vaccinées, mais qui, malgré cela, se trouvaient dans des conditions assez différentes les uns des autres; les uns avaient, à l'époque où la vaccination a été pratiquée sur leurs mères, un âge fœtal très peu avancé; chez d'autres, au contraire, cet âge était de *trois* et *quatre* mois.

Ce groupe de 15 animaux se subdivisait en 5 lots, de 3 agneaux chaque.

Permettez-moi, Messieurs, avant de vous donner le résultat de notre expérience, de vous faire connaître la situation exacte de chaque lot; elle est indispensable pour apprécier l'expérience

qui vient d'avoir lieu et pour permettre d'en tirer des conclusions.

1er LOT.

Il comprenait trois ageaux, âgés de *un mois et demi* environ.
Ces agneaux provenaient de chez M. Thabou, adjoint au maire
de Villars, canton de Vosves (Eure-et-Loir); leurs mères avaient
été vaccinées pour la seconde fois, le 2 décembre 1882, par
M. Boutet fils, de Chartres; au moment de la vaccination, les
brebis en question étaient pleines de deux mois et demi à trois
mois; les agneaux avaient par conséquent *un âge fœtal* de deux
mois et demi à trois mois; l'imprégnation vaccinale du fœtus, si
celle-ci est possible, s'effectuait dans ce cas particulier, sur des
fœtus complètement formés.

Les agneaux de ce lot portaient, comme marques distinc-
tives, les numéros 99, 3, 8, sur le côté droit du thorax, et les numéros 6, 1, 4, sur la croupe; enfin, je leur avais fait mettre un
collier de fil rouge.

2e LOT.

Ce lot, également composé de trois agneaux, était de même
provenance que le précédent, seulement les sujets qui le formaient étaient âgés de quinze à vingt jours de plus, ils avaient
par conséquent deux mois; il en résultait nécessairement que
leur *âge fœtal* était de quinze à vingt jours moindre que celui
des précédents, puisque leurs mères avaient été également vaccinées par M. Boutet fils, le 2 décembre 1882.

Ces agneaux avaient, comme marque distinctive, une tache
noire sur le côté gauche, une semblable sur la fesse et enfin un
collier blanc.

3e LOT.

Les trois agneaux qui constituaient ce lot m'avaient été
adressés par M. Connay, de la ferme de l'Orme, commune de
Boisville, par Vosves (Eure-et-Loir); leurs mères avaient été
vaccinées complètement à deux reprises différentes et pour ainsi
dire coup sur coup, par notre collègue M. Marquis, de Louville.

La première vaccination avait été effectuée le lendemain de
la lutte; l'embryon avait environ vingt jours à l'époque de la
seconde vaccination; l'imprégnation vaccinale, si elle est possible, devait, dans l'espèce, s'effectuer graduellement et prendre

le fœtus à son état le plus rudimentaire. Quelques cas de mortalité s'étant déclarés parmi les brebis vaccinées, quelques jours après la deuxième vaccination, M. Connay résolut de faire renouveler la vaccination.

Deux nouvelles vaccinations furent donc pratiquées à quinze jours d'intervalle sur ces mêmes brebis ; ainsi les agneaux qui formaient notre troisième lot pouvaient être considérés comme doublement vaccinés ; après la dernière des quatre vaccinations, ces agneaux avaient *un âge fœtal* de *un mois et demi* environ, et chez eux l'imprégnation vaccinale aurait dû être complète.

Ce lot avait pour marque distinctive une croix pratiquée sur les reins avec la solution de nitrate d'argent. Les béliers étaient également vaccinés, — et ils l'avaient été deux fois comme les brebis. (Note de M. Marquis envoyée après la lecture du rapport).

4e LOT.

Les agneaux de ce lot m'ont été fournis par M. Coupé, du Wolstin, commune de Varenne, près Montereau-Faut-Yonne (Seine-et-Marne) ; ils étaient âgés d'un peu plus de trois mois, mais beaucoup plus gros et plus vigoureux que les précédents, quoique nés seulement depuis le 12 décembre 1882 ; les mères avaient été vaccinées, par moi, une première fois, le 7 juin 1882, la deuxième vaccination avait été pratiquée vers le 20 juin par n.on confrère Pommereuil, de Voulx.

Les brebis du troupeau du Wolstin avaient été livrées aux béliers, du 10 juin au 10 juillet ; en examinant l'époque de la naissance des agneaux de ce quatrième lot (12 *décembre*), il y a lieu de croire que les sujets n'étaient même pas encore à l'état d'embryons, lorsque la vaccination a été opérée sur leurs mères ; ils n'auraient donc pu bénéficier que de l'immunité récemment acquise par les mères avant leur fécondation.

Ce lot se distinguait des autres par un large collier en tresse rousse.

5e LOT.

Les sujets qui formaient ce dernier lot avaient la même origine que ceux du quatrième, mais ils étaient nés le 10 novembre ; ainsi le 20 juin, jour de la seconde vaccination, la fécondation des mères datait d'une dizaine de jours et l'imprégnation du fœtus, si elle a eu lieu, s'est effectuée sur un embryon rudimen-

taire dont les enveloppes fœtales n'étaient pas encore formées.

La marque distinctive de ce lot résidait dans un collier de tresse noire.

Les béliers qui ont fait la lutte dans le troupeau d'où provenaient les sujets de ces deux derniers lots, avaient été vaccinés les mêmes jours que les mères, par conséquent, l'imprégnation vaccinale était toute récente chez les ascendants, à l'époque de la monte, et elle devait exercer son influence sur les agneaux du cinquième lot surtout, qui se trouvaient à l'état d'embryons, au moment où la seconde vaccination a été pratiquée sur le troupeau du Wolstin.

L'influence combinée des béliers et des brebis vaccinés devait être moindre sur les agneaux du quatrième lot ; en effet, la fécondation des femelles vaccinées par des mâles également vaccinés, était, dans ce cas, opérée par des béliers protégés depuis un mois par l'inoculation vaccinale.

Comme vous le voyez, Messieurs, chacun de ces lots se trouvait dans des conditions absolument dissemblables, aussi bien comme *âge fœtal* que comme *âge réel ;* les résultats qui découleront de l'expérience que nous avons entreprise, pourront donc bien ne pas être absolument identiques.

Mais, j'arrive au compte rendu de l'expérience elle-même ; les considérations qui précèdent m'ont cependant paru absolument nécessaires ; je terminerai ce compte rendu par des conclusions que je vous prie de bien vouloir examiner, avant de les rejeter, de les modifier, ou de les adopter.

Comme vous le savez, Messieurs, l'expérience a eu lieu à Pouilly-le-Fort ; tous nos sujets s'y trouvaient réunis depuis le 15 mars. Pour déférer au désir exprimé par la plupart des membres de la commission, j'inoculai le vendredi 16 mars, à 6 heures du soir, avec du virus virulent qui m'avait été fourni par M. Pasteur, tous les animaux ; ceux-ci reçurent tous à la face interne de la cuisse gauche quatre divisions du contenu d'une seringue Pravaz, chargée de virus. J'étais assisté, dans cette opération, par M. Paul Delamarre, d'Éprunes, délégué par la Société d'agriculture de Melun, pour suivre nos travaux.

Le dimanche 18 mars, votre Commission composée de MM. Houssin, président de la Société ; Dubois, de Meaux ; Borgnon, père, de Couilly ; Beucler, de la Ferté-sous-Jouarre ; Caussé, de Versailles ; Cryé, de Paris ; Fouchet, de Paris ; Cagnat, de Saint-Denis, s'est rendue au clos Pasteur, à Pouilly-le-Fort, pour y constater les résultats de l'inoculation pratiquée le 16 mars.

MM. Savary, de Brie; Butel, de Meaux; Recordon, de Corbeil; Faucon de Saint-Germain-en-Laye; Savary, de Villecresnes; Pion, de Grignon et Villain enpêchés au dernier moment, avaient adressé à votre rapporteur des lettres d'excuses.

A l'arrivée de la Commission à Pouilly, le 18 mars, à 4 heures du soir, 46 heures après l'inoculation virulente, tous les agneaux des quatrième et cinquième lots étaient morts; ils avaient tous présenté avant de succomber les symptômes du charbon.

Parmi les sujets du troisième lot (agneaux de M. Connay), un d'eux était également mort, les deux autres paraissaient malades; l'autopsie de cet agneau qui venait de succomber sous les yeux de la Commission, a été pratiquée séance tenante, et nous avons constaté sur le cadavre, d'une façon très accusée, toutes les lésions du sang de rate.

Un agneau du deuxième lot (agneaux de M. Thabou), succomba quelques instants plus tard; les autres sujets du deuxième lot ne parurent pas malades ce jour-là.

Le 19, rien de changé; les deux agneaux qui restaient du lot Connay étaient très malades, leur température dépassait 40°.

Le mardi 20, un des agneaux du lot Connay mourait dans la matinée, le troisième ne succombait que très tard dans la nuit, plus de 96 heures après l'inoculation virulente.

Enfin, le vendredi 23 mars, huit jours après l'inoculation du virus charbonneux, un agneau appartenant au premier lot (lot Thabou), et qui était indisposé depuis le vendredi 21, mourait du sang de rate; à l'autopsie pratiquée moins d'un quart d'heure après la mort, j'ai constaté chez cet agneau les lésions du charbon.

Depuis cette époque, les quatre survivants qui appartiennent tous en nombre égal au premier et au deuxième lots, ont continué à se bien porter. Chez aucun d'eux je n'ai pu constater les moindres signes d'indisposition; ils n'ont pas perdu, même un seul jour, leur appétit et leur gaieté.

En présence de ce résultat, quelles conclusions tirer?

Doit-on en inférer que la mère ne transmet pas son immunité à son fœtus? Je ne le crois pas. Seulement vous constaterez avec moi, Messieurs, que cette immunité, si elle existe, est éphémère; il semblerait qu'elle s'affaiblit considérablement en passant de l'organisme maternel dans l'organisme fœtal. Voilà une première conclusion. Est-elle prise trop hâtivement? je ne le suppose pas, car il ne faut pas perdre de vue que la durée moyenne de l'immunité conferée par la méthode de M. Pasteur, n'excède guère un an et qu'elle est même souvent moindre ; à mon avis, il n'y a donc rien d'étonnant à ce que les agneaux de M. Connay qui devaient être, à juste titre, considérés comme doublement vaccinés pendant la vie intra-utérine, aient succombé en pâturant l'herbe de son pré maudit, l'année suivante ; car, en tenant compte de l'*âge fœtal* de ces animaux et de leur âge réel, depuis l'époque de la vaccination des mères, huit mois se sont écoulés ; c'est un laps de temps suffisant pour permettre à l'immunité de disparaître complètement. L'expérience pratique faite sur une grande échelle, par MM. Boutet et Roux, ne permet donc pas de nier la possibilité de la transmission de l'immunité de la mère à son fœtus ; un temps trop long s'est écoulé entre l'époque de la vaccination des mères et celle de la vérification faite sur les agneaux avec une nourriture infectieuse. Je ferai la même remarque pour l'agneau de la Société d'agriculture de Melun qui, en janvier 1882, n'a pu résister à l'inoculation virulente ; cet agneau se trouvait dans des conditions absolument identiques à celles des agneaux de M. Connay (six mois d'âge réel et environ deux mois d'*âge fœtal*); mais on pourra m'objecter, je le sais, que les agneaux de nos cinquième, quatrième et troisième lots sont morts bien précipitamment; les adversaires de la transmissibilité de l'immunité pourront même conclure de cette mort rapide, que notre expérience du 18 mars est venue purement et simplement confirmer les recherches de MM. Brauell, Davaine, Strauss et Chamberland; l'objection n'aurait du reste aucune valeur pour les sujets du quatrième lot, car des renseignements précis m'ont démontré que les mères n'étaient pas pleines au moment de la vaccination; ces mères n'auraient pu, dans l'espèce, que transmettre héréditairement leur immunité propre à leurs produits ; cette hérédité n'a pas lieu, même avec une vaccination récente; voilà ce que prouve notre vérification du 18 mars, en ce qui concerne le quatrième lot.

Relativement aux agneaux du cinquième et du troisième lot, je ferai remarquer que pour les premiers, l'époque de la vaccination remontant à neuf mois et demi, temps suffisamment long pour expliquer la disparition de cette immunité, et que pour les seconds, cette même époque remontant à sept mois (quatre mois de vie intra-utérine et trois mois de vie réelle), ces derniers se trouvaient dans des conditions analogues à celles de l'agneau de la Société d'agriculture de Melun.

De cette nouvelle expérience de Pouilly-le-Fort, il me paraît résulter que l'immunité est assez souvent transmissible de la mère au fœtus, mais qu'elle est surtout effective lorsque cette mère est vaccinée dans un état de gestation relativement avancé; quant à sa durée celle-ci est considérablement diminuée par son passage de l'organisme maternel dans l'organisme fœtal. Voilà pourquoi, sans doute, les agneaux âgés de trois mois ne paraissent plus en bénéficier.

Pour expliquer cette possibilité du passage de l'immunité maternelle, chez le fœtus, permettez-moi, Messieurs, d'invoquer des exemples que je prendrai parmi les sujets du deuxième et du premier lot. Comme moi, vous avez dû être frappés du temps relativement long qu'a mis le virus à terrasser l'agneau du premier lot; cette lenteur dans l'agonie n'indique-t-elle pas que cet agneau jouissait d'une quasi-immunité native? La mort de l'agneau du second lot, arrivée le 18, n'infirme en rien cette manière de voir; elle prouve tout simplement que dans ce cas particulier, la mère n'a pas transféré son immunité propre à son fœtus, ou qu'elle en était dépourvue.

Des expériences, encore inédites, que M. Gassend, directeur de la station agronomique de Seine-et-Marne, et moi, avons faites pour juger des effets de l'inoculation du sang provenant d'animaux fraîchement vaccinés et inoculés, nous ont démontré que ces sortes d'inoculations permettaient aux animaux qui les recevaient, de résister plus longtemps à l'infection bactéridienne, et cependant, des recherches faites au microscope ne nous ont jamais permis de rencontrer de bactéridies dans le sang des moutons sur lesquels nous le puisions. Peut-être y a-t-il dans le sang lui-même un préservatif autre que la bactéridie transformée de M. Pasteur, mais qui serait d'un effet moins certain ; une modification intime encore mystérieuse.

En résumé, des faits qui précèdent, se dégagent, selon moi, les conclusions suivantes :

1° Les recherches de MM. Brauell, Davaine, Strauss et Chamberland, si concluantes qu'elles paraissent être de prime abord, ne prouvent nullement que la fièvre charbonneuse, qui est une maladie contagieuse, née d'un germe spécifique (la bactéridie). et qui confère à l'individu qui en guérit, une immunité plus ou moins longue, n'est pas transmissible aux fœtus lorsque celle-ci s'attaque à des femelles en état de gestation ;

2° Il n'est pas démontré qu'un sujet né d'une mère guérie de la fièvre charbonneuse alors que celle-ci était en état de gestation ne jouisse pas lui-même d'une certaine immunité ;

3° Les faits de mort observés sur les agneaux des cinquième, quatrième et troisième lots ne prouvent qu'une chose, c'est que l'immunité conférée par la vaccination à une brebis pleine, perd de sa durée en passant dans l'organisme du fœtus ;

4° Le cas de mort observé sur un des agneaux du premier lot, permet de supposer que le transfert de l'immunité n'a pas eu lieu chez ce sujet ;

5° La mort lente, constatée chez l'agneau du deuxième lot, semble prouver que cette immunité est parfaitement transmissible, mais que dans ce cas particulier, elle a été, malgré une certaine résistance, impuissante à triompher de l'intoxication bactéridienne ;

6° La résistance opposée par deux agneaux de chacun des premier et deuxième lots, prouve surabondamment que, dans certains cas, la transmissibilité de l'immunité existe bien réellement, qu'elle existe même dans l'énorme proportion de soixante-six pour cent.

Aussi, pour toutes ces considérations, devons-nous nous demander, Messieurs, s'il n'y aurait pas un enseignement pratique à tirer des expériences qui viennent d'avoir lieu à Pouilly-le-Fort.

La preuve de l'hérédité de l'immunité est incontestable pour les agneaux en bas âge ; la vaccination exerce sa bienfaisante influence sur les agneaux de 1 à 2 mois, nés de brebis vaccinées étant pleines, dans la proportion de 66 °/₀ ; pourquoi, je vous le demande, n'essaierait-on pas de prouver d'une façon plus certaine encore l'existence de cette immunité, en vaccinant d'emblée avec du deuxième vaccin, des agneaux qui naîtraient de brebis vaccinées, seulement avec du premier vaccin ?

On pourra reprocher à notre récente expérience le nombre relativement restreint d'animaux qui ont été employés ; mais en faisant porter la vaccination que j'ai l'honneur de proposer, sur 25 ou 30 agneaux, les réserves qu'on est en droit de faire actuellement, n'auraient plus leur raison d'être, si surtout les 25 ou 30 agneaux résistaient tous à une deuxième vaccination pratiquée d'emblée sur eux.

En effet, si tous les agneaux, ainsi vaccinés, sortaient triomphants de cette épreuve, non seulement la preuve de la transmissibilité de l'immunité serait irréfutable, mais il y aurait lieu de préconiser ce mode de vaccination qui aurait pour lui l'avantage d'être expéditif en même temps qu'économique.

Si M. le Ministre veut bien nous continuer son bienveillant appui, et nous accorder cette année un subside qui nous permette d'entreprendre cette nouvelle expérience, nous pourrions, cette année même ou dans les premiers jours de 1884, tenter l'épreuve que j'ai l'honneur de soumettre à votre approbation, dans une ferme de la région, sur des brebis vaccinées, alors qu'elles seraient pleines de 3 mois environ.

En répondant des accidents qui pourraient résulter de l'expérience en question, je suppose que nous trouverons facilement des cultivateurs qui voudront nous aider à réaliser ce nouveau projet.

Telles sont, Messieurs, les conclusions que j'ai l'honneur de vous soumettre; j'ose espérer qu'elles auront votre approbation.

Bulletin de la Société de médecine vétérinaire pratique, séance du 11 avril 1883.
Presse vétérinaire du 30 avril 1883.